**Hend Riahi**

# Ultrassonografia de infecções musculoesqueléticas

Hend Riahi

# Ultrassonografia de infecções musculoesqueléticas

ScienciaScripts

**Imprint**

Any brand names and product names mentioned in this book are subject to trademark, brand or patent protection and are trademarks or registered trademarks of their respective holders. The use of brand names, product names, common names, trade names, product descriptions etc. even without a particular marking in this work is in no way to be construed to mean that such names may be regarded as unrestricted in respect of trademark and brand protection legislation and could thus be used by anyone.

Cover image: www.ingimage.com

This book is a translation from the original published under ISBN 978-620-7-63895-6.

Publisher:
Sciencia Scripts
is a trademark of
Dodo Books Indian Ocean Ltd. and OmniScriptum S.R.L publishing group

120 High Road, East Finchley, London, N2 9ED, United Kingdom
Str. Armeneasca 28/1, office 1, Chisinau MD-2012, Republic of Moldova, Europe
Printed at: see last page
**ISBN: 978-620-7-67765-8**

Copyright © Hend Riahi
Copyright © 2024 Dodo Books Indian Ocean Ltd. and OmniScriptum S.R.L publishing group

# ECOGRAFIA DAS INFECÇÕES MÚSCULO-ESQUELÉTICAS

Dr. Hend RIAHI

Índice de conteúdo

## Índice

# ECOGRAFIA DAS INFECÇÕES MÚSCULO-ESQUELÉTICAS

## Introdução

As infecções músculo-esqueléticas são frequentemente encontradas na prática clínica, tanto em crianças como em pacientes adultos. As radiografias continuam a ser a primeira modalidade de imagiologia a ser efectuada quando se trata de lidar com este conjunto clínico.

A US é útil para avaliar abcessos subperiosteais que complicam a osteomielite aguda, bem como infecções dos tecidos moles e das articulações. Também é recomendada para guiar a aspiração com agulha de uma coleção de fluido sético [1].

Este artigo analisa os resultados da US em infecções músculo-esqueléticas e enfatiza o papel da US na gestão destas condições.

# 1. Infecções ósseas

## 1.1 Osteomielite

A osteomielite (OM) é definida como uma infeção da medula óssea e das estruturas ósseas adjacentes com potencial extensão aos tecidos moles circundantes. É uma doença multifacetada com uma apresentação clínica fortemente ligada à idade do doente, ao local da infeção e ao tipo de contexto clínico (doente imunocomprometido, doença falciforme ...)[2,3]. Os achados imagiológicos da OM são variáveis e, por conseguinte, mimetizam frequentemente outras doenças ósseas.

### 1.1.1 Fisiopatologia:

O termo osteomielite é geralmente reservado para infecções ósseas devidas a disseminação hematogénica, enquanto osteíte é um termo genérico que combina infecções ósseas com uma rutura no córtex ósseo desde o início (extensão centrípeta) [moser]

A osteomielite hematogénica é mais frequente em crianças entre os 3 e os 15 anos e em adultos com mais de 50 anos [2]. *O S aureus* é o organismo causador em até 80% dos casos [5].

Na **osteomielite aguda**, a metáfise é o principal local de infeção devido às suas características vasculares (vasos sanguíneos abundantes com endotélio com fugas e fluxo lento que terminam em anéis capilares). A resposta inflamatória leva ao aumento da pressão e à estagnação do sangue, à trombose intra-óssea e à disseminação de agentes patogénicos para o espaço subperiosteal através da camada interna vascularizada do perióstio.

A camada fibrosa do perióste pode ser facilmente separada do osso subjacente por pus, podendo desenvolver-se um abcesso subperiosteal. Após a trombose dos vasos metafisários, pode ocorrer necrose cortical extensa e sequestro se não for tratada atempadamente.

Nos primeiros 18 meses de vida e no adulto, existe uma comunicação entre os vasos epifisários e metafisários que leva à extensão direta das infecções metafisárias para a epífise e contribui para a maior incidência de artrite séptica neste grupo etário.

Algumas metáfises, como a do fémur proximal e a do rádio proximal, são intracapsulares, o que permite que uma infeção se propague diretamente da metáfise afetada para o espaço articular adjacente.

Se a infeção não for erradicada durante a fase aguda, pode ocorrer osteomielite subaguda ou crónica. Isto pode estar relacionado com uma terapia inadequada, com uma baixa patogenicidade do organismo infecioso ou com uma resistência específica do hospedeiro à infeção. Os critérios de duração da infeção (aguda: menos de um mês, subaguda: um a três meses, crónica: mais de três meses) são arbitrários e podem variar consoante o autor [4].

O abcesso de Brodie é a forma mais frequente de **osteomielite subaguda**. Trata-se de uma coleção óssea bem circunscrita, rodeada por tecido de granulação e osso esclerótico. Pode resultar num sequestro (osso necrótico) numa cavidade estéril ou supurativa.

**A osteomielite crónica**, definida pela presença de uma infeção óssea com uma duração superior a três meses, pode ser uma complicação de uma fratura exposta, associada a uma insuficiência vascular, a um tratamento inadequado ou inapropriado ou a uma imunidade comprometida [4]

### 1.1.2 Achados clínicos e imagiológicos

#### *a. Osteomielite aguda*

As manifestações clínicas diferem consoante a idade dos doentes. A tríade clínica típica (febre, dor local e sensibilidade) nem sempre está completa e pode estar presente apenas a sensibilidade. A contagem de glóbulos brancos está elevada apenas em 36% dos casos. Quando os valores da taxa de sedimentação de eritrócitos e da proteína C reactiva estão aumentados, a sensibilidade para a infeção é de 98%. [6] As radiografias devem ser o primeiro exame imagiológico efectuado, mesmo que não sejam sensíveis para o diagnóstico nos primeiros dez dias. Em caso de atraso anormal no diagnóstico, o inchaço inespecífico dos tecidos moles aparece no prazo de 2 ou 3 dias e a evidência direta de envolvimento ósseo, ou seja, fissura cortical, borrão trabecular e destruição real, acaba por aparecer 10 dias ou mais após o início da infeção. [2]

A RM é considerada como o padrão de ouro no diagnóstico da OM. A RM é a modalidade de imagiologia mais sensível (82%-100%) e específica (75%-96%). No entanto, pode não estar disponível em situações de emergência ou necessitar de anestesia geral em crianças pequenas. A TC não é habitualmente utilizada na osteomielite aguda, apesar da sua resolução espacial superior e da sua capacidade de identificar erosões ósseas.

A sensibilidade da US no diagnóstico da osteomielite aguda varia de 46 a 74%, e a especificidade de 63 a 100%[7]. O exame diário de US está indicado no seguimento para detetar abcessos subperiosteais, indicando assim tratamento cirúrgico urgente (protocolo de Tunis)[8]. Este protocolo permitiu uma diminuição drástica da taxa de transformação da cronicidade de 35% para menos de <2% dos casos. Quando o abcesso periosteal não é tratado cirurgicamente a tempo, pode estender-se aos tecidos moles, pelo que a US mostra colecções de tecidos moles hipoecóicas circundantes com detritos internos e septações que se estendem paralelamente ao longo eixo do osso. Caso contrário, a US pode apenas mostrar edema profundo, espessamento do perióseo e derrame articular reacional. Podem também ser observadas irregularidades e destruição da cortical. A US é limitada na avaliação da OM de ossos planos [9].

É imperativo procurar trombos nas veias adjacentes aquando da avaliação da infeção óssea. A osteomielite aguda complicada por trombose venosa profunda apresenta uma sintomatologia clínica particularmente intensa, com início rápido de dor intensa e impotência funcional total [10].

### *a. 1 Osteomielite aguda na doença falciforme*

Os doentes com doença falciforme são particularmente susceptíveis a infecções músculo-esqueléticas. Existem controvérsias quanto à bacteriologia, etiologia e apresentação clínica na diferenciação entre infecções músculo-esqueléticas e enfartes ósseos. As radiografias não são sensíveis e podem mostrar edema dos tecidos moles e espessamento periosteal em ambas as situações. A US pode permitir a distinção entre osteomielite e crise vaso-oclusiva com uma sensibilidade de 74% e uma especificidade de 63%. Embora possa ser observada uma coleção de líquido subperiosteal no enfarte, esta é geralmente mais fina do que o abcesso subperiosteal da OM. Uma coleção subperiosteal mais espessa do que 4 mm é um forte indicador de OM[13, 14]. Além disso, alguma especificidade clínica, teste terapêutico e evolução são muito informativos. A sensibilidade da aspiração guiada por US de colecções de tecidos moles para distinguir o abcesso subperiosteal do hematoma varia de 69 a 74%.

### *a.2 Osteomielite subaguda*

A osteomielite subaguda tem um início insidioso, com febre ligeira e dor local. As análises biológicas são geralmente normais ou podem mostrar um ligeiro aumento da VHS. A história clínica pode revelar uma ingestão prévia de antibióticos. As radiografias mostram o abcesso de Brodie com margens bem definidas (área radiolucente rodeada por osso esclerótico), ligado à fise e à epífise. A US é particularmente útil na diferenciação entre infecções subagudas e tumores ou condições não infecciosas, ao representar abcessos dos tecidos moles *a.3. osteomielite crónica*

As modificações dos tecidos moles e/ou as colecções justa-corticais são bem avaliadas com a US na reativação aguda da osteomielite crónica. A TC é a melhor modalidade de imagem para identificar sequestros, involucros e cloacas e é essencial antes de qualquer cirurgia planeada. A RM também pode ser utilizada para avaliar a osteomielite crónica para detetar reativação ou infeção persistente, com uma especificidade reduzida (60%) em comparação com a osteomielite aguda [15]

b. Artrite séptica

A artrite séptica é causada por disseminação hematogénea ou, menos frequentemente, por extensão para o espaço articular a partir de osteomielite contígua. Podem estar presentes alguns factores predisponentes (idade, imunodeficiência, doença articular, injeção intra-articular). A artrite séptica afecta mais frequentemente a anca, o joelho, o ombro, o cotovelo e o tornozelo. [*7]* O *Staphylococcus aureus* é o organismo causador mais comum. O diagnóstico precoce é obrigatório para evitar a destruição da cartilagem e a osteoartrite prematura.

A apresentação clínica inclui tipicamente uma articulação edemaciada, dolorosa, quente e com limitação do movimento. As radiografias mostram edema dos tecidos moles peri-articulares e indefinição dos planos de gordura periarticulares [2,16-18].

*b.1. Artrite séptica aguda*

As radiografias são geralmente normais na fase inicial da doença, podendo mostrar edema dos tecidos moles peri-articulares, apagamento e desfocagem dos planos adiposos peri-articulares com osteopenia peri-articular. Sendo uma modalidade facilmente disponível, não invasiva e relativamente barata, a US deve ser, juntamente com as radiografias, a primeira linha de investigação da artrite séptica.A US é muito sensível (95%) mas pouco específica para detetar derrame articular[19], podendo mostrar espessamento sinovial e hiperémia local. O derrame articular pode ser hipoecóico e claramente demarcado da sinóvia e da cápsula ou hiperecóico e menos claramente demarcado da sinóvia ou da cápsula. As anomalias ósseas, como a formação de novo osso periosteal ou as erosões pericondrais, são também bem avaliadas pela US. A US é também útil para guiar a aspiração percutânea de derrames articulares para estudo microbiológico. As principais limitações da US são as articulações com cápsulas não distensíveis (por exemplo, sacroilíacas). Se houver suspeita de artrite séptica numa destas articulações, deve ser realizado um exame de RM (ou TC) com aspiração articular guiada. A RM é extremamente sensível e específica para o diagnóstico de artrite séptica e para a distinguir da osteomielite e de causas não infecciosas. No entanto, as crianças com menos de 5 anos de idade podem necessitar de anestesia geral para efetuar a RM.

*b.2 Artrite séptica crónica*

A artrite crónica é geralmente de natureza tuberculosa. A artrite tuberculosa (TB) ocorre como resultado da osteomielite epifisária da TB ou de uma disseminação hematogénica através dos vasos sinoviais.É uma doença crónica lentamente progressiva que se apresenta tipicamente como monoartrite da anca ou do joelho, em 90% dos casos. A | 20 | J | >US mostra normalmente os mesmos achados que a artrite aguda: espessamento sinovial, derrame articular, erosões ósseas e hiperémia local. No entanto, vários sinais ecográficos podem sugerir uma origem tuberculosa: espessamento sinovial importante, presença de "corpos de arroz" ou calcificações finas na sinóvia ou na cavidade articular ou amiotrofia peri-articular local. A US pode guiar a aspiração de derrames articulares para exame microbiológico. A biopsia sinovial Tru-cut guiada por ultra-sons tem uma elevada precisão, sensibilidade e especificidade para o diagnóstico de infeção articular (100%, 100% e 100%)[21].

A TC é útil para avaliar a destruição óssea, a sequestra e a extensão dos tecidos moles circundantes. A RMN deve ser considerada numa fase inicial da doença, para mostrar áreas focais de destruição cartilaginosa, erosões ósseas condrais e subcondrais, edema da medula óssea, revestimento sinovial espessado, derrame articular e anomalias associadas dos tecidos moles, tais como colecções justa-articulares, miosite, tenossinovite e bursite [22].

### 1.2. Infecções de implantes ortopédicos

As infecções do local cirúrgico em doentes submetidos a cirurgia ortopédica electiva com implantação de hardware, geralmente causadas por *Staphylococcus aureus* resistente à meticilina, estão associadas a uma morbilidade e mortalidade significativas. A sua prevalência está estimada em 2-

3%. [24]

O exame dos tecidos moles adjacentes às ferragens ortopédicas por TC e RM é frequentemente limitado por artefactos metálicos. A J/Ultrassonografia permite uma avaliação fácil dos tecidos moles, principalmente no esqueleto apendicular, e não é limitada por artefactos metálicos. Em articulações protésicas dolorosas, a demonstração de um derrame articular associado a colecções de líquido extra-articulares na US é altamente sugestiva de infeção. Uma distância osso-cápsula de 3,2 mm é 100% sensível e 74% específica para detetar infeção [25].

## 1.3. Dicas de aquisição

- Indicações: Evidência de infeção dos tecidos, inchaço dos tecidos moles, eritema, sensibilidade ou flutuação.
- Exceto no caso de doentes com IMC muito elevado ou quando se efectua o rastreio da região glútea, utilize uma sonda linear de alta frequência.
- Utilize um protetor de sonda se houver alguma preocupação com a drenagem da lesão.
- Pode utilizar um protetor de sonda específico ou uma luva de exame para cobrir a sonda. Aplique o gel no interior e no exterior da luva.
- Inicie o exame primeiro sobre a pele não afetada e identifique a anatomia de ancoragem:

A maioria das infecções dos tecidos moles situa-se na derme, pelo que a peça mais importante de

A anatomia de ancoragem é a fáscia superficial do músculo.

- Inicie o exame longe da área afetada para ganhar confiança e avaliar a anatomia normal e trabalhe em direção à lesão.

- Examine a área afetada em dois planos ortogonais e obtenha clips/imagens fixas.
- Mantenha o ganho baixo e a profundidade suficiente para ver o plano fascial subjacente.
- Utilize o Doppler a cores para avaliar a vascularização/hiperemia e registe os resultados.
- Meça a lesão em três eixos (comprimento × largura × altura) e considere medir a superfície da pele até à bolsa de fluido para orientar um procedimento de drenagem. Documentar ...

## 2. Infecções dos tecidos moles:

### a. Celulite

A celulite é uma infeção da pele e do tecido subcutâneo. Pode dever-se a alguns factores predisponentes (dermatite, lesões cutâneas ulcerativas, feridas, queimaduras, diabetes, desnutrição e imunodeficiência...). Os agentes mais frequentemente implicados são o *Staphylococcus aureus* e o *Staphylococcus pyogenes.* O diagnóstico clínico é geralmente óbvio; febre, com um início súbito de inflamação local e geral: "casca de laranja". As radiografias não são específicas. A US mostra tipicamente uma tumefação difusa com aumento da ecogenicidade do tecido adiposo subcutâneo. Pode observar-se um aspeto "dissecado" ou "empedrado" dos lóbulos de gordura subcutânea rodeados por cordões anecóicos devido à reação exsudativa inflamatória e associados a hiperemia ao Doppler a cores. Se não for instituído um tratamento adequado, esta infeção pode levar a tromboflebite, abcessos superficiais, septicemia ou infeção secundária por agentes Gram-negativos [25].

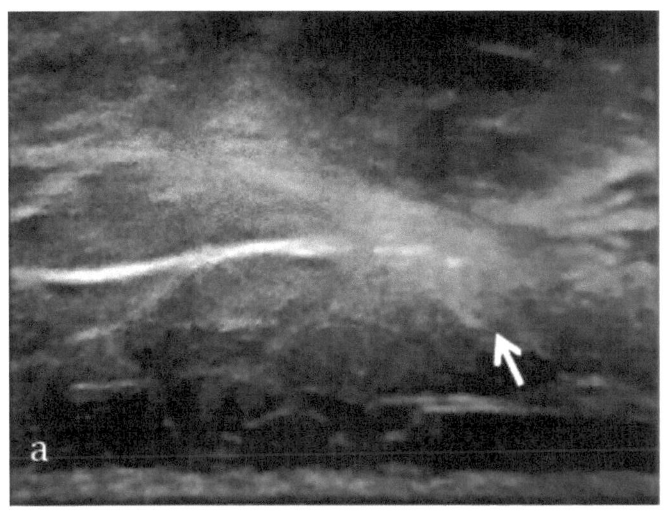
a

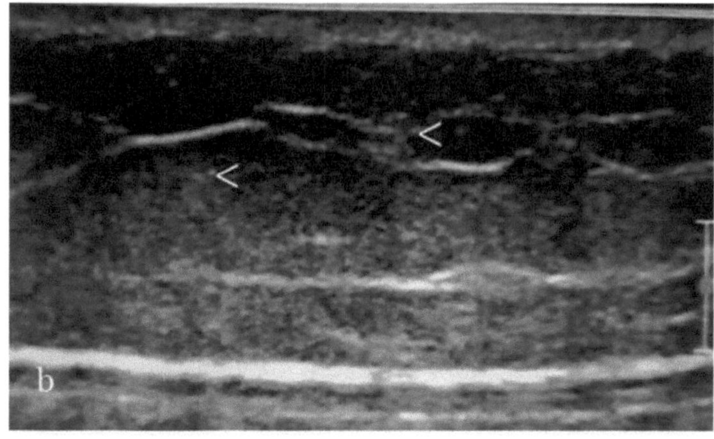


Um rapaz de 15 anos com celulite séptica da perna. A ecografia mostra (a) aumento da ecogenicidade do tecido adiposo subcutâneo (seta) com (b) hiperémia no Doppler de potência (cabeça de seta).

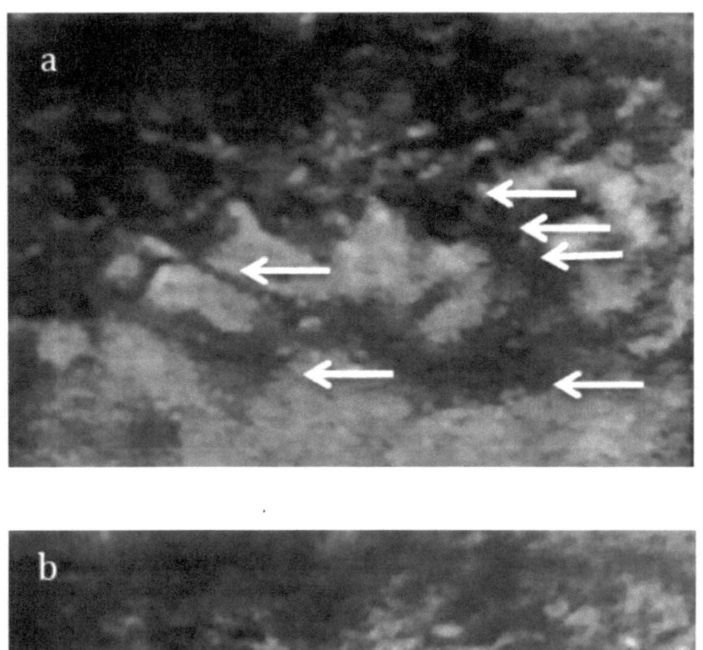


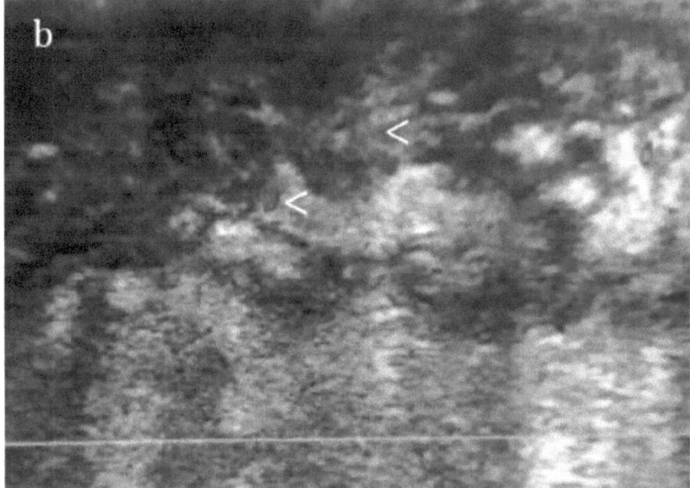


Uma rapariga de 13 anos com celulite infecciosa do pé. A ecografia mostra um aspeto "dissecado" dos lóbulos de gordura subcutânea rodeados por faixas anecóicas com hipervascularização (ponta de seta) no Doppler a cores (b).

b. Abcessos superficiais

Os abcessos superficiais são uma complicação frequente da celulite. O exame de ultrassom é de grande ajuda quando se trata do diagnóstico e da orientação da aspiração com agulha fina. Podem ser encontrados diferentes padrões ecográficos: coleção anecóica ou hipoecóica, associada a um aumento dos sons transmitidos. Podem ser encontradas margens bem definidas ou pouco nítidas. Pode ser observada uma borda circundante ecogénica. Podem estar presentes septações ou ecos internos (detritos ou gás) e artefactos de cauda de cometa devido à presença de gás. Pode ser encontrado material supurativo móvel, nível fluido-fluido. Para confirmar a natureza fluida da massa ananecóica, deve ser procurada a presença de "flutuação ultra-sonográfica". Este sinal implica o movimento de partículas induzido por uma ligeira pressão do transdutor ou do dedo do ecografista. Na imagem com Doppler a cores, pode haver uma hiperemia periférica e ausência de fluxo no interior. Além disso, o Doppler a cores melhora a visibilidade da ponta da agulha e ajuda a evitar os vasos principais durante os procedimentos musculoesqueléticos de intervenção. [26-30].

c. Fasceíte necrotizante

A Fasceíte Necrotizante é uma infeção rara que ocorre maioritariamente em doentes imunodeprimidos. Esta entidade distingue-se da celulite devido à necrose tecidular associada, ao comportamento extenso e à falta de resposta à terapêutica antimicrobiana isolada, exigindo tratamento cirúrgico urgente. A maioria dos casos é causada por infecções polimicrobianas com organismos anaeróbios formadores de gás e agentes aeróbios facultativos. Ocorre mais frequentemente nas extremidades e tem uma predileção pela perna. A US pode mostrar um espessamento difuso do tecido subcutâneo, um fluido perifascial, gás no interior dos tecidos moles profundos e uma fáscia profunda com um aspeto "irregular" ou "distorcido". A RM é o exame mais sensível para identificar infecções dos tecidos moles, incluindo a fasceíte necrotizante. A RM é o exame mais sensível para identificar infecções dos tecidos moles, incluindo a fasceíte necrotizante. A marca registada da fasceíte necrotizante na RM é o edema da fáscia profunda, incluindo a fáscia intermuscular em T2WI e STIR. [5]

d. Flegmão e piomiosite

O flegmão é um infiltrado inflamatório não recolhido do músculo. A piomiosite é um abcesso muscular. Os países tropicais e a imunodeficiência (VIH e toxicodependência intravenosa) são factores predisponentes. A história de traumatismo local é encontrada em 22 - 67% dos casos de flegmão e piomiosite. O principal agente causal é o *Staphylococcus aureus*. A coxa e as nádegas são frequentemente afectadas, mas também os membros superiores e a musculatura para-espinhal. A apresentação clínica é inespecífica, com inchaço muscular doloroso e cãibras. Pode ser encontrada uma induração. É necessária uma análise cuidadosa dos ossos e articulações adjacentes para confirmar a origem muscular da infeção. O padrão da ecografia depende da fase da doença. Na fase flegmonosa, existe um edema muscular localizado e endurecido, com áreas hipoecogénicas mal definidas, que pode ser resolvido após tratamento com antibióticos. Na fase supurativa, a liquefação corresponde à formação de abcesso. A ecogenicidade do pus (coleção de líquido) pode estar aumentada, diminuída ou igual à dos tecidos circundantes. Pode necessitar de drenagem cirúrgica. [7, 31-33]

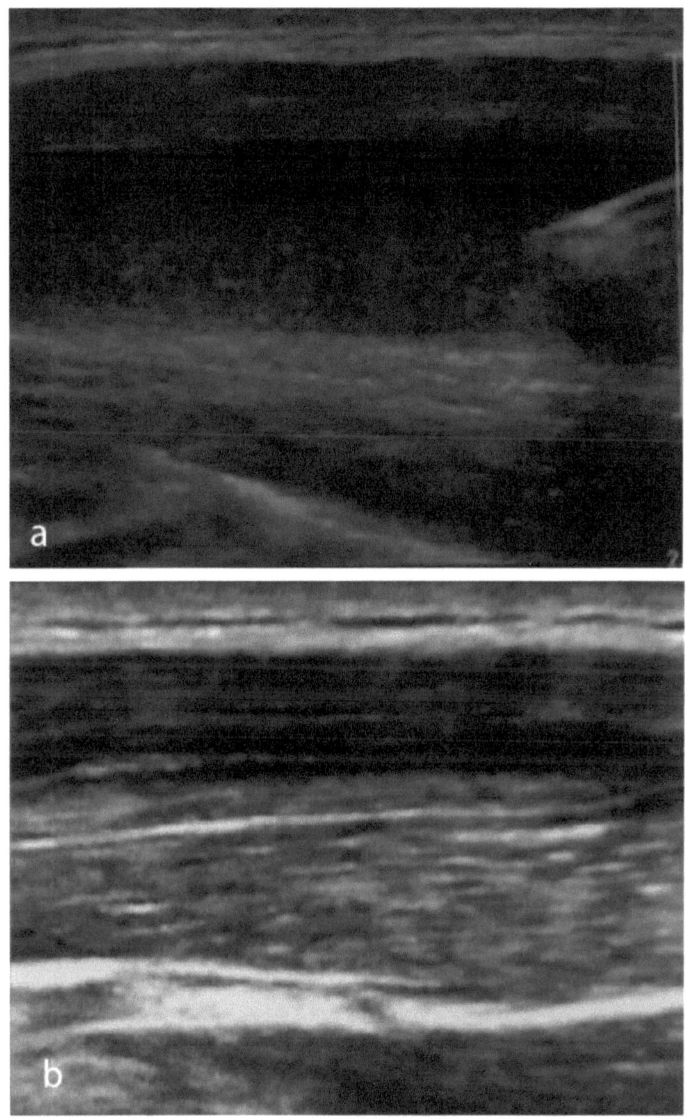


Um rapaz de 18 anos com piomiosite. A ecografia mostra uma coleção hipoecóica (a) que foi evacuada sob orientação ecográfica (b).

e. Bursite séptica

As bursas são pequenas bolsas articulares revestidas de sinóvia que contêm uma pequena quantidade de líquido sinovial. A bursite pode ser de origem traumática, infecciosa, inflamatória ou induzida por cristais. A bursite séptica localiza-se principalmente nas bursas do olécrano ou pré-patelar e o agente patogénico mais comum é o *Staphylococcus aureus.* As radiografias mostram um inchaço das bursas. A ultrassonografia mostra um espessamento da parede da bursa, uma acumulação de fluido ecogénico ou anecogénico na bursa e uma hiperemia com Doppler. O exame do líquido bursal é obrigatório para o diagnóstico diferencial e etiológico. A vantagem da aspiração guiada por US é que a ponta da agulha pode ser guiada para longe da hipertrofia sinovial e para pequenas colecções de líquido; e a aspiração guiada por imagem evita a contaminação de uma articulação normal quando a ponta da agulha é inadvertidamente colocada no espaço articular depois de passar pela bursa infetada. [7]

f. Tenossinovite séptica

Os agentes mais frequentemente implicados são o *Staphylococcus aureus* e o *Staphylococcus pyogenes.* Esta afeção deve-se frequentemente a uma inoculação ou laceração e afecta geralmente os flexores dos dedos das mãos e dos pés. É por isso que uma avaliação rápida é obrigatória para evitar a necrose do tendão. Os antibióticos e a drenagem cirúrgica são as chaves do tratamento. As radiografias são úteis para eliminar artrites ou osteítes adjacentes. A ecografia mostra um espessamento da bainha do tendão associado a um derrame líquido e a uma hiperemia com Doppler. A US pode ser útil para detetar corpos estranhos e orientar a sua remoção. Os diagnósticos diferenciais são a sarcoidose e a sinovite vilonodular pigmentada [34].

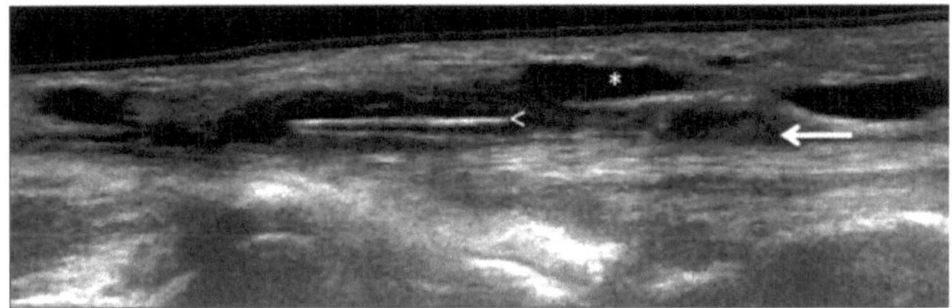

Um rapaz de 15 anos com tenossinovite séptica. O ultrassom mostra espessamento da bainha do tendão (seta), derrame líquido (asterisco) e corpo estranho hiperecóico (ponta de seta).

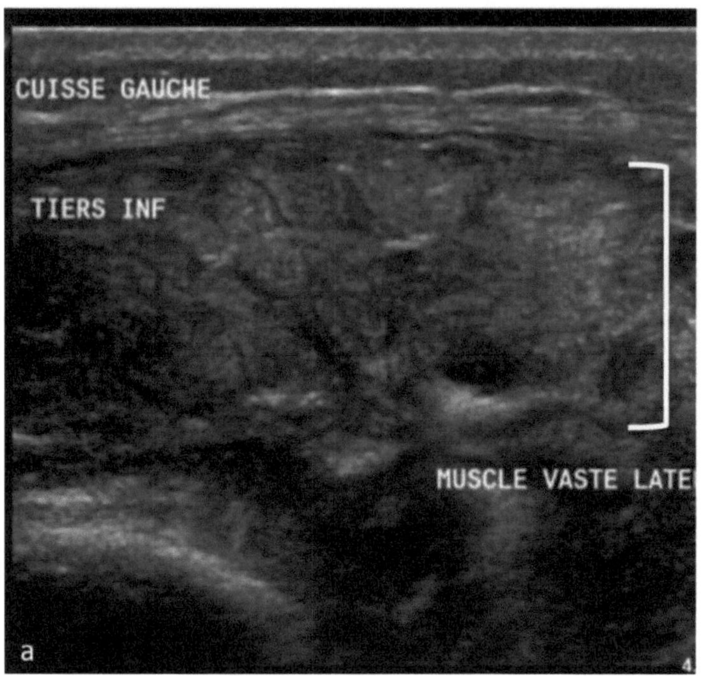
CUISSE GAUCHE
TIERS INF
MUSCLE VASTE LATE
a

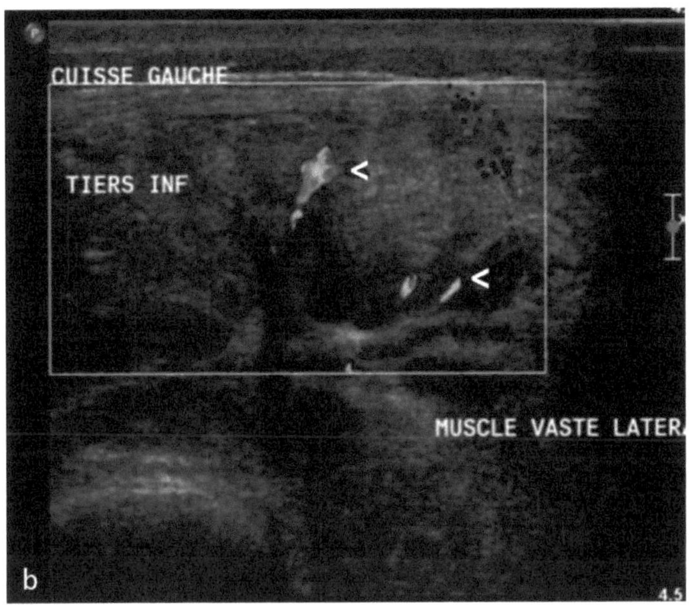


Um homem de 39 anos com uma coxa. A ecografia mostra espessamento dos tecidos moles (linha) (a) e hipervascularização (ponta de seta) no Doppler a cores (b).

g. Hidatidose

A hidatidose é uma infeção parasitária causada por *larvas de Echinococcusgranulosus.* A incidência de equinococose músculo-esquelética é de cerca de 1-5,4% entre todos os casos de doença hidática. A equinococose muscular pode ser primária ou resultar da disseminação de quistos de outras áreas, espontaneamente ou após cirurgia. A equinococose quística apresenta-se como uma massa de tecido mole indolor com consistência flutuante. A aparência da equinococose quística na US pode variar. A parede do quisto é geralmente uma linha ecogénica. Os quistos simples (tipo I) não apresentam estruturas internas. O descolamento do endocisto do pericisto (tipo II) aparece como uma coleção de fluido bem definida com uma fenda localizada na parede e "membranas flutuantes" no interior da cavidade. Os quistos multivesiculares (tipo III) manifestam-se como colecções de líquido bem definidas num padrão de favo de mel com múltiplos septos que representam a parede dos quistos filhos. Podem ser observados quistos calcificados. Os hidátides musculares não homogéneos podem ter um aspeto inespecífico que pode simular um hematoma, um abcesso ou um tumor necrótico dos tecidos moles. [35]

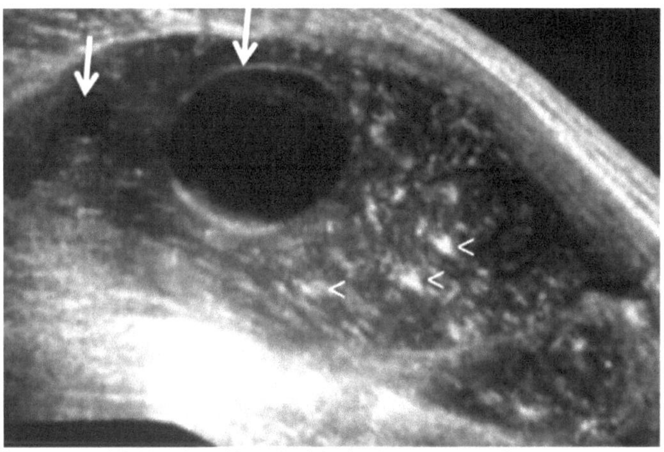

Homem de 52 anos com hidatidose dos tecidos moles da barriga da perna. A ecografia mostra um quisto multivesicular: coleção fluida bem definida com vesículas (seta), calcificações e pequenos ecos (cabeça de seta) correspondentes a areia hidatiforme.

### h. Micetoma (pé de Madura)

Os micetomas são pseudotumores inflamatórios induzidos por fungos (eumicetomas) ou por bactérias (actinomicetomas). A localização principal é o pé, chamado pé de "Madura" (nome da região endémica de Madura na Índia). Os agentes causais encontram-se principalmente no solo e em plantas espinhosas. Esta doença está relacionada com climas quentes, húmidos ou semidesérticos, especialmente em zonas rurais. O padrão clínico é um inchaço crónico indolente do pé e a presença de múltiplas fístulas e grãos de tamanho e cor variáveis. Quando se torna doloroso, suspeita-se de infeção ou lesão óssea. O diagnóstico é obtido por exame direto do pus, cultura e histologia. As radiografias e a TAC mostram erosões corticais, lacunas, condensações e reacções periosteais. A confluência destas imagens pode dar um aspeto de "renda óssea". A US permite o diagnóstico precoce destas condições, antes de as erosões ósseas aparecerem nas radiografias. Tipicamente, mostra massas hipoecogénicas contendo pontos hiperecogénicos correspondentes a grãos de fungos. No entanto, a RMN é o exame que mais contribui, com a sua extensão exacta e precisa, e o seu aspeto patognomónico de ponto em círculo. O tratamento baseia-se na antibioterapia para os actinomicetomas e na cirurgia para os micetomas fúngicos[36].

i. Doença do arranhão do gato

A doença da arranhadura do gato (CSD) é uma doença infecciosa humana causada por Bartonella henselae. Manifesta-se principalmente por linfadenopatia regional aguda e febre. A linfadenopatia envolve tipicamente um único gânglio linfático, frequentemente nos gânglios axilares e epitrocleares (46%), na cabeça e no pescoço (26%) e na virilha (17,5%). A ecografia mostra uma massa lobular ou oval hipoecogénica com hiperemia central ao power Doppler e uma possível coleção de líquido adjacente. Os nódulos têm ocasionalmente regiões hipoecogénicas que representam áreas de necrose e, de facto, 10-30% dos doentes desenvolvem linfadenite supurativa. A forma assimétrica e o hilo hiperecóico parecem diferenciar a doença da arranhadura do gato de outras massas epitrocleares (incluindo sarcoma, doença metastática ou linfoma) [37-38].

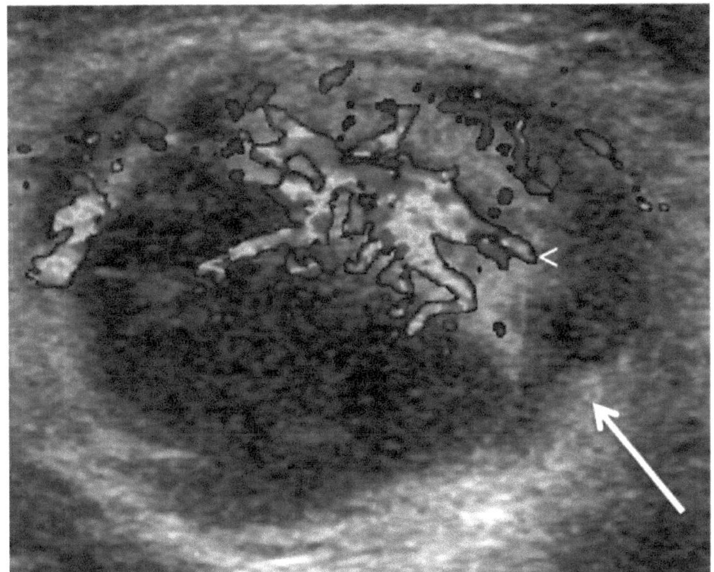

Um rapaz de 12 anos com doença da arranhadura do gato. Ultrassom Mostra massa oval hipoecóica (seta) com hiperemia central ao Doppler de potência (ponta de seta).

## 3. US na doença de MSK

A US é rápida, económica, portátil, facilmente disponível em muitos locais de prática e não expõe os doentes a radiação ionizante. Os estudos também indicam que a US para tecidos moles é uma competência facilmente aprendida e que os médicos do Serviço de Urgência podem interpretá-la com precisão.

Embora a TC e a RM sejam sensíveis e específicas para as infecções dos tecidos moles, são mais dispendiosas, muitas vezes mais difíceis de obter rapidamente e, no caso da TC, expõem o doente aos riscos do contraste intravenoso e da radiação ionizante. No caso de pacientes doentes, instáveis ou hospitalizados, a US tem a vantagem de poder ser realizada no leito.

A US pode localizar uma coleção de fluidos, determinando assim a necessidade de uma I & D, e pode ajudar a determinar a necessidade de consulta ou de imagiologia adicional. Se não for encontrada qualquer coleção de fluido, pode ajudar a evitar procedimentos desnecessários.

Pode também ser localizado um corpo estranho que contribua para uma infeção. Existem provas de que a US pode indicar o agente patogénico responsável pelas SSTI, uma vez que os abcessos devidos a MRSA-CA demonstraram ter características diferentes, tais como uma forma irregular e bordos indistintos.

Como já foi referido, a US pode ser útil para demonstrar a presença de enfisema subcutâneo e/ou de cordões ou edema de tecidos profundos, que são característicos da fasceíte necrotizante.5 O reconhecimento precoce de infecções profundas ou necrotizantes é fundamental para o seu diagnóstico e tratamento, uma vez que a intervenção cirúrgica precoce é vital para evitar mais morbilidade e mortalidade.

Conforme discutido, a ultrassonografia de pele e tecidos moles é uma habilidade que é facilmente aprendida e interpretada. Idealmente, deve ser selecionada uma sonda de alta frequência para examinar a área de interesse. Uma sonda de alta frequência (superior a 8 MHz, muitas vezes referida como uma sonda vascular) permite uma maior resolução e clareza da imagem do que as sondas de baixa frequência ao examinar estruturas superficiais.

A pegada linear de uma sonda de alta frequência tem uma face plana que permite a manutenção de um bom contacto com a pele. A utilização de grandes quantidades de gel de ultra-sons irá diminuir a quantidade de ar entre o transdutor e a pele do doente, produzindo uma imagem mais limpa.

A obtenção de imagens de US de alta qualidade em SSTI pode ocasionalmente revelar-se difícil devido ao desconforto do doente ou devido a uma lesão numa área anatómica pequena, como os dígitos. Nestes casos, é útil utilizar uma almofada acústica de afastamento.

Uma almofada de afastamento acústico é uma almofada preenchida com gel disponível no mercado para ajudar o médico a obter imagens de estruturas extremamente superficiais, aumentando a distância entre o transdutor e a área de interesse. Estes produtos podem ter um custo proibitivo e foi demonstrado que um banho de água, uma alternativa fiável e gratuita, proporciona os mesmos benefícios.

Basta colocar a mão ou o pé do doente numa bacia de água e obter imagens pairando o transdutor na água perto da região anatómica de interesse. A varredura da área de interesse em dois planos perpendiculares é outra prática importante que permitirá ao ultra-sonografista delinear melhor a lesão.

A familiaridade com a anatomia normal da pele e dos tecidos moles e a sua aparência ultra-sonográfica é necessária para reconhecer o aparecimento de achados patológicos. A pele (a epiderme e a derme) aparece como uma linha fina, homogénea e hiperecóica imediatamente abaixo do transdutor.

A pele reside acima da fáscia superficial, que é uma camada de tecido conjuntivo fibroso que aparece hiperecóica na ecografia. Por baixo da fáscia superficial encontra-se o tecido subcutâneo, composto principalmente por tecido adiposo e nervos, artérias e veias superficiais. O tecido adiposo aparece hipoecóico com uma linha fina a separar os lóbulos.

As artérias e veias têm um aspeto anecoico e serão circulares ou tubulares, dependendo da orientação do transdutor. Na profundidade do tecido subcutâneo encontra-se a fáscia profunda, outra camada hiperecóica, que envolve os músculos e os ossos. Os músculos são hipoecogénicos com um padrão estriado, rodeados pela fáscia hiperecogénica, enquanto os ossos são hiperecogénicos no córtex anterior, que projecta uma sombra acústica inferiormente.

Embora os achados ultra-sonográficos associados à celulite sejam inespecíficos, quando usados em conjunto com o contexto clínico (vermelhidão, calor e dor), podem ser usados para confirmar o diagnóstico e excluir um abcesso.

O edema e a inflamação da pele e do tecido subcutâneo resultantes da celulite são responsáveis pelas alterações visíveis por ecografia. O achado mais comum observado na celulite é descrito como "calçamento".

O "cobblestoning" refere-se a áreas de fluido hipoecogénico que separam o tecido subcutâneo e a gordura num padrão reticular semelhante aos espaços ao longo de uma rua de paralelepípedos. Outros achados podem incluir pele espessada e hiperecóica e perda de detalhe no tecido subcutâneo com aumento da ecogenicidade. A comparação com a pele normal do lado não afetado pode ajudar o ecografista a reconhecer anomalias subtis.

Um abcesso pode causar muitos achados na ecografia. A maioria dos abcessos está rodeada por um certo grau de celulite ou edema dos tecidos moles, pelo que é frequente a presença de calçada adjacente ou em redor da coleção de fluido. As cavidades dos abcessos são normalmente redondas, embora possam ter uma forma irregular, e têm um centro anecoico ou hipoecóico devido à combinação de material purulento e sangue.

As cavidades dos abcessos também apresentam realce acústico posterior, um artefacto que ocorre porque a energia acústica do feixe de ultra-sons é menos atenuada através do centro líquido do abcesso, criando uma sombra hiperecóica ao longo da parede posterior do abcesso. Muito raramente, o conteúdo de um abcesso pode parecer isoecóico ou hiperecóico devido a loculações ou líquido muito denso.

Flutuação ultra-sónica é o termo utilizado quando o ultra-sonografista aplica uma ligeira pressão sobre uma cavidade de abcesso e consegue ver o conteúdo do abcesso a rodar no seu interior. Esta técnica pode ser especialmente útil quando a cavidade do abcesso é isoecóica ou hiperecóica.

Existem armadilhas significativas no uso de ultrassom ao avaliar pacientes com uma IPS. Tal como referido anteriormente, nem todos os abcessos são hipoecogénicos. Ocasionalmente, podem ser sonograficamente subtis e podem resultar num exame de ultra-sons falso-negativo.

Os abcessos que se encontram dentro ou à volta de tecido muscular ou profundo e obscurecidos por tecidos moles hiperecogénicos sobrepostos podem parecer isoecogénicos e, assim, ser difíceis de identificar. A competência e a formação do operador também podem desempenhar um papel importante. A capacidade de otimizar adequadamente a imagem através da utilização de definições adequadas de frequência, foco, profundidade e pressão do transdutor pode ajudar a evitar este tipo de perigo.

A habilidade do operador também é necessária para diferenciar um abcesso de outras causas de inchaço da pele, tais como um pseudoaneurisma, hematoma, hérnia intestinal, nódulo linfático, etc. A utilização prudente da ecografia pode ajudar na identificação destas outras etiologias.

A ecografia com Doppler de fluxo a cores ajudará a reconhecer as estruturas vasculares adjacentes e pode também detetar o fluxo sanguíneo através de um pseudoaneurisma. Os gânglios linfáticos são altamente vasculares e devem apresentar um forte fluxo de cor, ao passo que os abcessos não o devem fazer. A compressão do gânglio linfático não resulta no fluxo turbilhonar de fluido observado nos abcessos descritos acima.

A hérnia intestinal pode ser diferenciada de um abcesso pela presença de peristaltismo. Distinguir um abcesso de um hematoma pode ser bastante difícil, uma vez que ambos parecem ser tipicamente uma coleção de líquido hipoecogénico.

O tempo de estase do hematoma afecta o aspeto, sendo que os coágulos estabelecidos aparecem mais hiperecogénicos. Regra geral, o pus é heterogeneamente ecogénico, enquanto o sangue coagulado aparece uniformemente ecogénico.

A capacidade de diferenciar um abcesso de algumas destas outras anomalias pode depender da perícia do ecografista e a correlação clínica pode muitas vezes ser o fator decisivo.

A US pode ser utilizada para identificar estruturas perto de um local de incisão planeado para a I & D de um abcesso. A vasculatura, os feixes nervosos e os tendões podem ser localizados e, assim, evitados pelo operador. Se estas estruturas estiverem localizadas demasiado perto do local de incisão planeado, o médico deve considerar a consulta de um cirurgião para a realização do procedimento.

Embora existam algumas provas de que a US pode ser útil no diagnóstico da fasceíte necrotizante, os estudos são limitados e, se houver preocupação clínica com uma infeção mais profunda ou mais extensa, deve ser obtida uma consulta e/ou imagiologia adequada.

Apesar das desvantagens acima referidas, a US demonstrou, em vários estudos, ser útil no diagnóstico e tratamento das IST. Em alguns casos, o tratamento pode ser alterado, beneficiando em última análise os doentes. Embora o julgamento clínico deva ser sempre o fator decisivo, a US é uma forma fácil, rápida e comprovada de aumentar a tomada de decisões nas IPCS.

## 4. Achados da US pediátrica

### a. Sinovite transitória

A sinovite transitória da anca é uma doença inflamatória autolimitada que se presume ser secundária a uma infeção viral. A maioria dos doentes pediátricos com sinovite transitória pode apresentar-se coxeando, mas sem febre ou resultados anormais de exames laboratoriais. Por outro lado, uma anca séptica deve ser considerada quando os doentes são incapazes de suportar peso, estão febris e têm uma taxa de sedimentação e contagem de leucócitos elevadas.

O ultrassom é incapaz de diferenciar com precisão entre sinovite tóxica e um quadril sético, e pode fornecer um resultado falso-negativo em estágios iniciais da doença. No entanto, o uso de ultrassom pode ser considerado para pacientes com suspeita de sinovite transitória se o quadro clínico é ambíguo, e os médicos precisam confirmar a presença de uma efusão antes de tentar a aspiração do quadril.

### b. Infecções osteoarticulares

Existe uma grande quantidade de sobreposição entre as crianças que apresentam infecções nos ossos e nas articulações. Estudos recentes indicam que cerca de 40% das crianças com infecções osteoarticulares têm uma combinação de artrite séptica e osteomielite, enquanto 40% têm osteomielite isolada e 20% têm artrite séptica isolada. A osteomielite isolada é mais frequente em crianças mais velhas, enquanto as articulações sépticas isoladas são mais frequentes em crianças com menos de 2 anos.

Devido à relação entre a artrite séptica e a osteomielite, muitos defendem a RM como o principal teste de diagnóstico na investigação de crianças com infecções osteoarticulares. No entanto, a ecografia é um corolário importante que pode ser útil quando um derrame não é palpável ou quando a drenagem imediata de uma articulação é clinicamente justificada. O exame ultrassonográfico de uma articulação séptica mostra um derrame, possivelmente com detritos internos, espessamento sinovial ou hiperemia. As estruturas ósseas adjacentes devem ser examinadas para detetar colecções de líquido subperiosteal que possam corresponder a uma osteomielite que necessite de drenagem cirúrgica. A atenção ao córtex ósseo é também imperativa, pois uma avaliação ecográfica cuidadosa pode também mostrar áreas de destruição cortical secundárias a uma infeção adjacente. De facto, a ecografia de um osso com suspeita de osteomielite num doente pediátrico pode fornecer informações mais detalhadas do que o esperado devido à natureza cartilaginosa da fise e da epífise. Na maioria dos casos, os achados ultra-sonográficos podem ser confirmados por radiografia ou ressonância magnética antes da intervenção cirúrgica.

### c. Infeção dos tecidos moles

Embora o exame físico e a história do doente possam confirmar a presença de uma infeção dos tecidos moles, o exame clínico por si só não é fiável para identificar com precisão os abcessos focais dos tecidos moles.

A ecografia pode ser um complemento importante do exame físico e pode ajudar os médicos a identificar abcessos que, de outra forma, estariam ocultos. As colecções subtis, incluindo as que se encontram nos tecidos moles mais profundos ou ao longo dos planos fasciais, podem ser mais difíceis de identificar no exame direto e podem beneficiar da avaliação ecográfica.

As infecções intramusculares das extremidades também são bem representadas nas imagens de ultrassom. Nas fases iniciais da piomiosite, observa-se tipicamente uma alteração da ecogenicidade no músculo afetado, correspondendo à alteração inflamatória na área da infeção. Depois de os sintomas estarem presentes durante 10 a 21 dias, pode desenvolver-se uma piomiosite supurativa com um discreto componente de fluido intramuscular.

Embora a ecografia seja adequada para a avaliação de uma possível infeção muscular que envolva as extremidades, a preocupação com uma possível piomiosite pélvica exige uma avaliação adicional com RM, uma vez que a ecografia pélvica é insensível para a avaliação de possíveis infecções musculares.

### d. Linfadenite

Os gânglios linfáticos aumentados, secundários a infeção ou inflamação, são comuns nas crianças. No entanto, este achado no exame físico gera muitas vezes uma preocupação significativa, uma vez que os médicos procuram distinguir os gânglios linfáticos neoplásicos dos gânglios linfáticos aumentados secundários a causas não malignas. Embora a literatura médica relate uma grande variação na sensibilidade e especificidade da ultrassonografia para distinguir linfonodos neoplásicos de outras causas de linfadenopatia, certas características podem ser sugestivas de um diagnóstico benigno. Uma configuração arredondada num gânglio linfático ou um hilo ausente são mais frequentemente observados em caso de linfoma ou infeção bacteriana, ao passo que os gânglios linfáticos reactivos têm tipicamente um aspeto ovoide com um hilo preservado que se adapta à forma nodal. As alterações inflamatórias circundantes podem sugerir uma causa infecciosa ou inflamatória para um gânglio linfático aumentado; em alguns casos, pode ser identificada liquefação e necrose. Em muitos casos, é ainda necessária uma biopsia de tecido para um diagnóstico definitivo

## 5. Conclusão

A ecografia é uma ferramenta importante no diagnóstico e no seguimento das infecções músculo-esqueléticas, permitindo diferenciar a infeção de tumores ou de condições não supurativas ou inflamatórias com apresentações clínicas semelhantes. A ecografia localiza o local e a extensão da infeção e orienta a drenagem ou a biopsia.

Um dos factores de prognóstico mais importantes em doentes com infecções músculo-esqueléticas é o atraso na instituição da terapêutica. O diagnóstico precoce da artrite séptica requer a análise do líquido articular. A ultrassonografia (US) é uma técnica rápida, portátil e sensível para confirmar a presença de derrames articulares. O estudo pode ser facilmente repetido para o seguimento das lesões. A US permite a orientação em tempo real da aspiração do líquido e pode reduzir o risco de contaminação de outros compartimentos anatómicos, especialmente nas mãos, pulsos e pés. A radiografia fornece informações complementares e deve ser realizada em conjunto com a US. A US é a modalidade de imagem de escolha para o diagnóstico de abcessos superficiais. A compressão dinâmica com a sonda de US e a imagem Doppler a cores podem facilitar a deteção de abcessos superficiais. A US pode ajudar no diagnóstico precoce da osteomielite, demonstrando colecções de fluido subperiosteal ou juxtacortical e fornecendo orientação para a aspiração dessas colecções. A avaliação do envolvimento ósseo requer exames imagiológicos adicionais; um exame de US com resultados normais não permite a exclusão de infeção óssea. A US não é degradada por artefactos metálicos e pode ser útil em casos de osteomielite que complicam a fixação metálica numa extremidade. Após a radiografia inicial, a US pode desempenhar um papel importante no tratamento das infecções músculo-esqueléticas.

## 6. Referências:


1. Chhem RK, Cardinal É. Musculoskeletal Infections: US 1999;4:1585-92.

2. Azouz EM, Chhem RK, Lambert R, Oudjhane K. ( iii ) Imagiologia para Infecções Ósseas e Articulares em Crianças e Adultos 1994:226-36.

3. Allagui M, Bellaaj Z, Zrig M, Abid A, Koubaa M. L'ostéomyélite aiguë de la clavicule chez le nouveau-né : à propos d'un cas. Arch Pédiatrie 2014;21:211-3. doi:10.1016/j.arcped.2013.09.030.

4. Moser T, Ehlinger M, Chelli Bouaziz M, Fethi Ladeb M, Durckel J, Dosch JC. Armadilhas na imagiologia osteoarticular: como distinguir uma infeção óssea de um tumor? Diagn Interv Imaging. 2012 May;93(5):351-9

5. Simpfendorfer CS. Abordagem Radiológica das Infecções Musculoesqueléticas. Infect Dis Clin N Am 2017.31(2):299-324. doi.org/10.1016/j.idc.2017.01.004

6. Desimpel, J et al 2017 As Muitas Faces da Osteomielite: Uma revisão pictórica. Jornal da Sociedade Belga de Radiologia, 101(1): 24, pp. 1 -10, DOI: https://doi.org/10.5334/jbr-btr.1300

7. Jaramillo D, Dormans JP, Delgado J, Laor T, St Geme JW 3rd.Hematogenous Osteomyelitis in Infants and Children: Imagiologia de uma

doença em mudança. Radiology. 2017 Jun;283(3):629-643. doi: 10.1148/radiol.2017151929.

8. Robben SG. Ultrassonografia de infecções músculo-esqueléticas em crianças. EurRadiol. 2004;14(Suppl 4):L65-L77.

9. Essadem H, Hammou A. ostéomyélites. In: Encyclopédie médico-chirurgicale radiologie et imagerie médicale : musculo- squelettique-neurologique- maxillofaciale (31-218- B-10) 1998

10. C.L.F. Chau, J.F. Griffith. Infecções músculo-esqueléticas: aparências de ultrassom. Radiologia Clínica (2005) 60, 149-159

11. S. Bouchoucha, F. Benghachame, M. Trifa, W. Saied, W. Douira , M.N. Nessib , M.B. Ghachem. Trombose venosa profunda associada a osteomielite hematogénica aguda em crianças. Ortopedia e Traumatologia: Surgery & Research (2010) 96, 890-893

12. Karnik AS, Karnik A, Joshi A. Exame ultrassonográfico de doenças musculoesqueléticas pediátricas e coluna vertebral neonatal. Indian J Pediatr. 2016 Jun;83(6):565-77.

13. Dartnell J, Ramachandran M, Katchburian M.Haematogenous acute and subacute paediatric osteomyelitis: Uma revisão sistemática da literatura. *J Bone*

*Joint Surg [Br]* 2012;94-B:584-595.

14. Chambers JB1, Forsythe DA, Bertrand SL, Iwinski HJ, Steflik DE. Revisão retrospetiva das infecções osteoarticulares num grupo etário pediátrico com células falciformes J PediatrOrthop.2000;20(5):682-5

15. William RR, Hussein SS, Jeans WD, Wali YA, Lamki ZA (2000) A prospective study of soft-tissue ultrasonography in sickle cell disease patients with suspected osteomyelitis. ClinRadiol 55: 307-310.

16. Oyachi N, Obana K, Suzuki T, Kimura S, Chino K, Oyama T, et al. Osteomielite BCG costal que se desenvolve 1 ano após a vacinação BCG. Pediatr Int 2013;55:641 -3. doi:10.1111 /ped.12072.

17. Laine JC, Denning JR, Riccio AI, Jo C, Joglar JM, Wimberly RL. O uso de ultrassom no tratamento da artrite séptica do quadril. J Pediatr Orthop B 2015;24:95-8. doi:10.1097/BPB.0000000000000134.

18. Tang Y, Zhu M, Qiu L. Achados ultra-sonográficos de gonartrose causada por palito de dente: Um relato de caso. J Clin Ultrasound 2014;42:379-81. doi:10.1002/jcu.22114.

19. Minardi J, Denne N, Miller M, Larrabee H, Lander O. Acute arthritis of the hip-case series describing emergency physician performed ultrasound guided hip

arthrocentesis. W V Med J n.d.;109:22-4.

20. Van Holsbeeck M, Introcaso JH (1992) Musculoskeletal ultrasonography. RadiolClin North Am 30:907-925

21. Pigrau-Serrallach C. Rodrıguez-Pardo.D. Tuberculose óssea e articular Eur Spine J (2013) 22 (Suppl 4):S556-S566

22. Sitt JC, Griffith JF, Lai FM, Hui M, Chiu KH, Lee RK, Ng AW, Leung J . Biópsia de Tru-cut sinovial guiada por ultrassom: indicações, técnica e resultado em 111 casos.EurRadiol. 2017 May;27(5):2002-2010.

23. A.I. De Backer, K.J. Mortele , F.M. Vanhoenacker, P.M. Parizel. Imagiologia da tuberculose músculo-esquelética extra-espinal. Jornal Europeu de Radiologia 57 (2006) 119-130

24. Bebko SP, Green DM, Awad SS. Effect of a preoperative decontamination protocol on surgical site infections in patients undergoing elective orthopedic surgery withhardware implantation. JAMA Surg. 2015 maio;150(5):390-5.

25. van Holsbeeck MT, Eyler WR, Sherman LS, Lombardi TJ, Mezger E, Verner JJ, Schurman JR, Jonsson K. Deteção de infeção em próteses de anca soltas: eficácia da ecografia. AJR Am J Roentgenol. 1994 Aug;163(2):381-4.

26. Huber B. Celulite-denite num recém-nascido com sépsis estreptocócica do grupo A. Klin Padiatrie 2014;226:82-3. doi:10.1055/s-0033-1363255.

27. Patrício C, Ribeiro R, Malheiro R, Pais F. RELATÓRIO DE CASO Uma massa pulsátil na parede torácica 2015:8-10. doi:10.1136/bcr-2014-207972.

28. Venkatanarasimha N, Rock B, Riordan RD, Roobottom CA, Adams WM. Imagiologia do consumo de drogas ilícitas. Clin Radiol 2010;65:1021 -30. doi:10.1016/j.crad.2010.06.013.

29. Ryzhikova K V, Subbotina M V, Lagunova TP, Diukov AA. [Diagnóstico do abcesso de Citelli por meio de ecografia]. Vestn Otorinolaringol 2015;80:61-2.

30. Jain S, Ramesh V, Antil N. Inchaço doloroso na parte lateral do joelho. Clin Exp Dermatol 2015;40:586-8. doi:10.1111/ced.12607.

31. Clauson A, Mailhot T, Chilstrom M. Diagnóstico guiado por ultrassom e aspiração de abscesso subdeltóide de injeção de heroína. West J Emerg Med 2014;15:819-21. doi:10.5811/westjem.2014.7.21862.

32. Cardinal E, Bureau NJ, Aubin B, Chhem RK. O PAPEL DOS ULTRA-SONS NAS INFECÇÕES MÚSCULO-ESQUELÉTICAS 2001;39:191-201.

33. Testa A, Giannuzzi R, Biasio V De. Relato de caso: papel da ultrassonografia

à beira do leito no diagnóstico precoce da mionecrose rapidamente desenvolvida em infecções profundas de tecidos moles 2015. doi:10.1007/s40477-015-0155-4.

34. Bookatz A, Jang T. Um caso mórbido de inchaço nas pernas. Emerg Med J 2014;31:343- 4. doi:10.1136/emermed-2013-203446.

35. Mismar A, Yousef M, Badran D, Younes N. Infeção ascendente dos tendões do pé em doentes diabéticos. Int J Low Extrem Wounds 2013;12:271-5. doi:10.1177/1534734613493290.

36. Melville DM, Jacobson JA, Downie B, Biermann JS. Sonografia da doença da arranhadura do gato 2015:387-94. doi:10.7863/ultra.34.3.387.

37. T JZ, S JM, Letelier H, Delpiano L. Osteomielite vertebral por Bartonella henselae: a propósito de um caso. Rev Chil Pediatría 2015:6-11. doi:10.1016/j.rchipe.2015.08.004.

38. Chang C, Lee C, Ou L, Wang C, Huang Y. Doença disseminada do arranhão do gato: relato de caso e revisão da literatura 2015:2-4. doi:10.1179/2046905515Y.0000000005

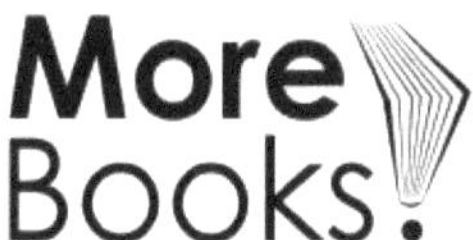


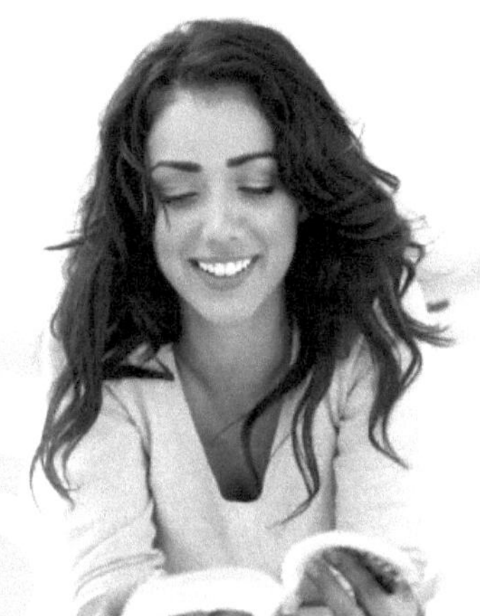

I **want** morebooks!

Buy your books fast and straightforward online - at one of world's fastest growing online book stores! Environmentally sound due to Print-on-Demand technologies.

Buy your books online at
**www.morebooks.shop**

Compre os seus livros mais rápido e diretamente na internet, em uma das livrarias on-line com o maior crescimento no mundo! Produção que protege o meio ambiente através das tecnologias de impressão sob demanda.

Compre os seus livros on-line em
**www.morebooks.shop**

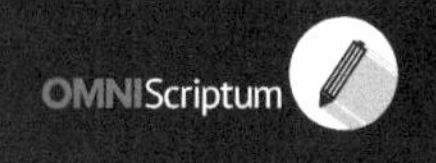

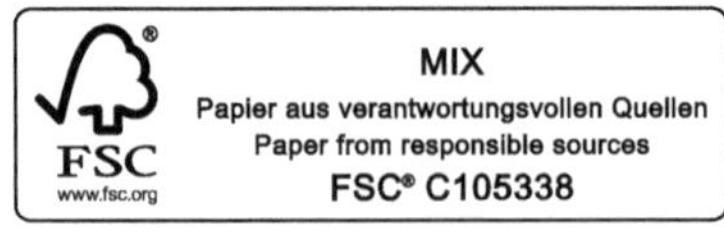


Printed by Books on Demand GmbH, Norderstedt / Germany